AF317879

CONTRIBUTION A L'ÉTUDE

DES FRACTURES

DE

L'EXTRÉMITÉ DE L'HUMÉRUS

PAR

Stanislas FABRE,

Docteur en médecine de la Faculté de Paris.

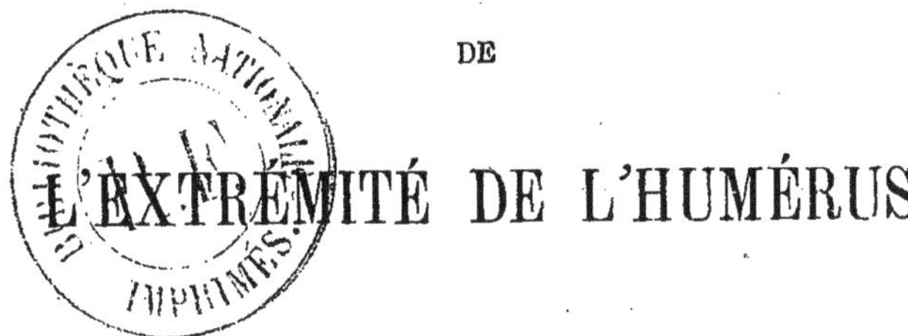

PARIS

A. PARENT, IMPRIMEUR DE LA FACULTÉ DE MÉDECINE

RUE MONSIEUR-LE-PRINCE, 29 ET 31

1876

CONTRIBUTION A L'ÈTUDE

DES FRACTURES

DE

l'extrémité supérieure de l'humérus

~~~~~~~~~~~~~~~~~~~~~~~~~~~

INTRODUCTION.

Parmi les nombreuses affections chirurgicales qui se présen-tent tous les jours à l'attention des observateurs, il en est peu qui soient aussi fréquentes que les fractures, et dont les symptômes aient été étudiés avec tant de soin. Aussi, sont-elles souvent négligées par les élèves, plus particulièrement attirés par ces cas auxquels on réserve le titre d'intéressant, en raison même des difficultés que présente leur étude. L'inconnu nous attire ; c'est là une des conditions du progrès.

Mais, si la recherche attentive d'un fait nouveau patiemment observé pendant de longues années est attrayante et possible pour nos maîtres, qui trouvent dans la pratique journalière des hôpitaux tous les éléments nécessaires, il n'en est plus de même pour nous. Aussi, dans le court espace de temps consacré à nos études médicales, avons-nous cherché à nous fami-
~~~~~~~~~~~~~~~~~~~~~~~~~~~

liariser avec les affections les plus simples, les plus fréquentes, celles enfin que nous sommes exposé à rencontrer le plus souvent dans le cours de notre carrière médicale. N'est-ce pas, d'ailleurs, un titre suffisant ajouté à l'attrait de nos études, que celui de pouvoir soulager presque sûrement les patients confiés à nos soins !

Appelé à exercer dans un milieu où les aides et les lumières de nos maîtres nous feront défaut, nous venons soumettre à leur décision un aperçu sur les fractures de l'extrémité supérieure de l'humérus, affection qui, plus que toute autre, nécessite une intervention immédiate et force le médecin à agir promptement, livré à ses propres ressources. Il est donc indispensable, pour ce dernier, de connaître exactement la marche clinique de cette maladie, ses variétés, les complications graves qui parfois l'accompagnent, afin d'y parer si elles existent, de les prévenir s'il croit qu'elles puissent se produire.

Le sujet de cette thèse nous a été suggéré par l'observation de malades que M. le professeur Gosselin a signalés à notre attention dans ses leçons cliniques de la Charité. Frappé de ce fait singulier que la clinique et la plupart des descriptions classiques se trouvaient en désaccord sur certains points, nous avons essayé d'en trouver l'explication.

Eu égard au rôle considérable que joue dans ces fractures l'action musculaire, il nous a paru indispensable de rappeler tout d'abord quelques considérations anatomiques et les applications pathologiques qu'elles entraînent. Nous décrirons donc le squelette de la région et les muscles qui le meuvent, l'étude de l'action musculaire étant inséparable de celles des leviers osseux que cette action met en mouvement. Ces indications nous seront ici d'un grand secours ; nous verrons, en effet, que la contraction des muscles a été invoquée pour expliquer l'un des signes classiques de la fracture de l'extrémité supérieure de l'humérus, nous voulons parler de la déviation en dedans du fragment inférieur.

Nous aurons atteint notre but si nous avons réussi à appeler l'attention de nos collègues sur ce point particulièrement intéressant de pathologie chirurgicale. Puisse notre dissertation inaugurale recevoir de nos juges un accueil favorable.

ANATOMIE.

D'après la plupart des auteurs d'anatomie chirurgicale, l'extrémité supérieure de l'humérus est cette partie qui est limitée en bas par le bord inférieur du grand dorsal et du grand pec toral ; c'est aussi la limite de la région axillaire. Elle présente une longueur moyenne de 11 à 12 centimètres ; cette extrémité comprend donc une certaine portion de la diaphyse.

Le bras est relié au tronc par l'intermédiaire de l'articulation scapulo-humérale. Pour cela, l'humérus présente à son extrémité supérieure et interne un renflement arrondi, en forme de segment de sphère, dirigé en haut, en dedans et en arrière, c'est la tête humérale. Celle-ci est reçue dans une cavité correspondante que supporte le bord axillaire de l'omoplate, et à laquelle on a donné le nom de cavité glénoïde. La surface articulaire de cette dernière est plus étroite que la tête humérale ; aussi, l'acromion, l'apophyse coracoïde et les ligaments que réunissent ces deux portions d'os forment-ils, avec le bourrelet glénoïdien, une cavité supplémentaire dans laquelle se meut la surface articulaire de l'humérus. Une bourse séreuse spéciale sépare la voûte acromio-coracoïdienne de la cavité articulaire proprement dite. Nous ne ferons que mentionner la capsule articulaire très-faible, plus large en bas qu'en haut, la synoviale et ses trois prolongements principaux, parties constituantes de l'articulation, que nous n'avons pas à décrire ici.

Au-dessous et en dehors de la tête, et séparées par une rainure qui porte le nom de col anatomique, se trouvent deux tubérosités, l'une antérieure le petit trochiter, l'autre postérieure et externe, le grand trochiter ; elles méritent de nous arrêter un instant.

La première donne insertion au muscle sous-scapulaire ; la seconde se décompose en trois facettes inégales qui répondent de haut en bas aux muscles sus-épineux, sous-épineux et petit rond. Le sous-scapulaire est rotateur de l'humérus en dedans ; les trois derniers sont rotateurs en dehors et tendent, dans les cas de fracture, à entraîner l'extrémité supérieure de l'humérus en avant et en dehors. Tous ces muscles adhèrent intimement aux tubérosités humérales, à tel point qu'elles ont pu être arrachées isolément dans certains cas.

Ce groupe musculaire forme dans son ensemble un cône à base externe, et dont le sommet n'est autre chose que la réunion des tendons aplatis de ces muscles. Ce cône tendineux vient renforcer la capsule articulaire très-mince à ce niveau, et contribue ainsi puissamment à retenir la tête humérale dans la cavité glénoïdienne. Aussi, dans les cas de fracture de l'extrémité supérieure, le fragment supérieur se trouve-t-il immobilisé, et a peu de tendance à venir faire saillie, soit dans le creux de l'aisselle, soit en dehors et en avant, à moins de rupture de la capsule.

Le grand et le petit trochiter sont séparés du reste de l'os par une partie rétrécie, le col chirurgical ; ils se trouvent donc situés entre ce dernier et le col anatomique.

La capsule articulaire s'arrêtant au niveau du col anatomique, on comprend facilement pourquoi l'on a pu décrire isolément les fractures intra-capsulaires et les fractures extra-capsulaires. La direction oblique du trait de la fracture pouvant intéresser en même temps une fraction d'os comprise dans l'articulation et une autre partie située en dehors, la possibilité d'une fracture à la fois intra et extra-capsulaire devient évidente. L'anatomie pathologique a, en effet, justifié ces divisions ; mais, nous verrons qu'en clinique elles n'ont que peu de valeur, le diagnostic de ces variétés étant presque toujours impossible.

Les deux tubérosités humérales sont nettement séparées entre elles par une gouttière à bords tranchants ; c'est la gouttière bicipitale, transformée en un canal ostéo-fibreux par des fibres tendineuses venues du muscle sous-scapulaire. Elle loge le tendon de la longue portion du biceps. Nous tenons à faire remarquer que le tendon du biceps, retenu très-fortement dans ce canal, sert de ligament intra-articulaire, comme les ligaments croisés pour l'articulation du genou. On comprend donc que, dans les cas de fracture, ce ligament puisse empêcher le fragment inférieur de l'humérus de se porter trop en dedans. Il faudrait, pour que le déplacement eût lieu, que le tendon fût luxé ; or, c'est là un phénomène rare, et qui ne s'observe qu'à la suite de grands traumatismes.

Au-dessous du col chirurgical, le corps de l'humérus devient prismatique et triangulaire, et présente ainsi trois faces, postérieure, interne et externe, et trois bords, antérieur, interne et externe.

Nous insisterons surtout sur le bord antérieur où se trouvent les principales insertions musculaires. Ce bord présente, à ce niveau, une crête sur laquelle on peut reconnaître un interstice et deux lèvres : la lèvre antérieure donne insertion au grand pectoral, la postérieure au grand rond, et entre les deux vient se placer le grand dorsal qui contourne le grand rond d'abord situé au-devant de lui. Une bourse séreuse spéciale facilite le glissement de ces deux tendons.

Quelle est l'action de ces muscles?

Le grand pectoral se compose de deux faisceaux : le sterno-claviculaire ou supérieur, et le sterno-costal ou inférieur. Le faisceau claviculaire soulève l'épaule et porte le bras en avant et en dedans quand il est horizontal et dans l'adduction, et l'abaisse s'il est dans une position verticale. Le faisceau inférieur abaisse l'épaule et porte le bras en avant et en dedans. On voit donc que, si les deux faisceaux se contractent en même temps, l'épaule ne sera ni élevée ni abaissée, mais le bras sera porté en dedans et un peu en avant.

Le grand dorsal, comme le grand pectoral, prend ses insertions fixes en dedans de l'insertion humérale ; mais, elles sont en plus un peu postérieures à l'insertion mobile, tandis que pour le grand pectoral elles étaient un peu antérieures. On voit aussi que le grand dorsal porte le bras en dedans et un peu en arrière, en même temps qu'il imprime à l'humérus un mouvement de rotation en dedans en vertu duquel la face antérieure du bras regarde la ligne médiane du corps.

Le grand rond est congénère du grand dorsal.

En jetant sur l'action de ces trois muscles un regard d'ensemble, on voit que leur contraction simultanée a pour effet de porter le bras directement en dedans, l'action que l'un d'eux peut avoir en avant étant contrebalancée par celle de son antagoniste. Admettons qu'une fracture vienne à se produire au-dessus de l'insertion de ces muscles, le fragment inférieur aura évidemment de la tendance à se porter en dedans, à moins que d'autres forces contraires viennent s'y opposer. On verra plus loin que les forces contraires l'emportent le plus souvent.

Au-dessus de ces muscles et sur la face interne de l'humérus, on voit une surface rugueuse, allongée verticalement, et qui donne insertion au muscle coraco-brachial. Ce dernier po directement le bras en avant en l'élevant. Dans les cas de fracture de l'extrémité supérieure, il aurait donc de la tendance à porter le fragment inférieur en avant; la clinique montre que ce fait n'est pas très-rare.

Au-dessous des insertions humérales des muscles grand pectoral et grand dorsal, se voit le V deltoïdien qui sert d'empreinte, comme son nom l'indique, au muscle deltoïde. Ce muscle attire le bras en dehors et en haut jusqu'à l'horizontale ; il est donc congénère du muscle précédent. Leur action combinée peut porter le fragment inférieur en dehors, contrebalançant ainsi la force qui tend à l'attirer en dedans. C'est ainsi que Malgaigne cite une observation dans laquelle le fragment inférieur avait été porté en haut avec une telle violence qu'il avait traversé les téguments et qu'il dépassait de beaucoup la tête humérale.

A la partie postérieure de l'humérus nous trouvons le triceps, dont les insertions multiples doivent contribuer à maintenir les fragments en contact.

Maintenant, jetons un coup d'œil sur l'os dépouillé de ses insertions musculaires. Nous constatons une épaisseur considérable du périoste à ce niveau, surtout chez les adolescents où il est le siége d'une vitalité remarquable. Aussi, le périoste est-il un des principaux obstacles au déplacement, ainsi que Malgaigne l'a le premier démontré. La vitalité est telle que, dans les cas où l'extirpation de l'os devient nécessaire, la conservation complète de cette membrane très-vasculaire permet d'obtenir une reproduction régulière et profitable aux fonctions ultérieures du membre. Des fibres tendineuses viennent encore renforcer le périoste en cet endroit.

La structure de cette extrémité est très-importante à connaître. Le tissu compacte qui forme la paroi de la diaphyse s'amincit en se rapprochant des trochiters : en dehors, il monte jusqu'à la base du trochiter, et en dedans, il s'arrête à un ou deux centimètres de la tête humérale. Ainsi s'explique la plus grande fréquence des fractures à ce niveau, surtout chez les personnes âgées ou la raréfaction du tissu osseux devient de plus en plus grande.

Le mode de développement rend bien compte de cette structure particulière.

L'extrémité supérieure de l'humérus se développe par trois points d'ossification qui apparaissent à des intervalles différents : Vers le quatrième mois on voit apparaître le point de la tête, deux ans plus tard celui de la grosse tubérosité, et ce n'est que vers la quatrième année que se montre le point complémentaire pour le petit trochiter. Ces points divers se soudent entre eux entre quatre ou cinq ans ; mais, c'est seulement entre vingt et vingt-cinq ans qu'ils se réunissent au corps de l'os.

Le cartilage de développement finit par disparaître, mais on peut le retrouver jusqu'à trente ans ; il représente un cône creux dans lequel la diaphyse est enchâssée et soudée étroitement par le périoste et par les inégalités correspondantes des deux extrémités osseuses, et aussi par les liens vasculaires devenant de plus en plus résistants au fur et à mesure que l'os se développe.

La nutrition de cette partie est assurée par le concours d'un très-grand nombre d'artérioles. Outre l'apport sanguin fourni à l'os par les capillaires venant des muscles et qui se tamisent à travers le périoste, on rencontre un filet de la branche profonde de la collatérale externe ; celui-ci plonge à travers une surface rugueuse située vers la région antéro-externe, entre 7 et 10 cent. de la surface articulaire. L'artère circonflexe antérieure est en grande partie destinée à la tête : fournie par l'axillaire, elle passe au-dessous de la courte portion du biceps, traverse le périoste de la coulisse bicipitale, et vient pénétrer dans les orifices nombreux de la substance spongieuse du trochiter. La circonflexe postérieure se distribue surtout à la face

postérieure de la tête et du col , elle est accolée au nerf circonflexe et s'épuise dans le deltoïde après avoir fourni des rameaux
osseux.

En terminant ce petit exposé anatomique, nous signalerons les
rapports intimes que l'extrémité supérieure de l'humérus con-
tracte avec l'artère humérale et le plexus brachial. Le faisceau
vasculo-nerveux, dirigé obliquement en bas et en dehors, vient
rejoindre la partie supérieure de l'humérus à 3 cent. environ
au-dessus du col anatomique. Ces rapports nous expliquent
certains phénomènes consécutifs aux fractures, tels que l'œdème
du membre par compression des veines, les fourmillements,
l'absence des battements, et quelquefois même la rupture de
l'artère humérale.

PATHOLOGIE.

Nous arrivons ainsi aux applications pathologiques que com-
portent ces données anatomiques : elles sont nombreuses. Nous
devons successivement considérer les causes et le mécanisme
de ces fractures, leur symptomatologie, et, enfin, les moyens
les plus efficaces pour arriver à rendre au membre sa force et
ses usages primitifs.

Mais, avant de commencer cette étude, il est un point de vue
que nous devons élucider. Depuis les études précises de Malgaigne, tous les auteurs ont décrit à part les fractures intra-capsulaires et les fractures extra-capsulaires, en y joignant les cas
qui réunissent ces deux variétés. Cette distinction est excellente
au point de vue anatomo-pathologique et permet, quand elle
est possible, de porter un pronostic plus certain sur la marche
de la maladie, les fractures intra-capsulaires étant de beaucoup
plus graves que les autres ; ces dernières, en effet, s'accompagnent constamment de phénomènes fluxionnaires du côté de

l'articulation, tels que augmentation de la synovie, épanchement plastique, et quelquefois même formation de pus, phénomènes qui mettent la vie du malade en danger, ou qui, dans
les cas heureux, se terminent par une ankylose irrémédiable.
Malheureusement, les cliniciens les plus éminents s'accordent
à dire que la distinction entre les fractures intra et extra-capsulaires est toujours très-difficile. De plus, le traitement à leur
opposer est à peu près le même. Aussi, nous plaçant au point de
vue clinique seul, nous joindrons dans une même description
tous les cas de fracture de l'extrémité supérieure de l'humérus.
Cela fait, nous donnerons au chapitre du diagnostic les quelques signes qui semblent plus particulièrement caractériser
les fractures intra-capsulaires, faisant ainsi le diagnostic de la
fracture et celui de ses variétés.

ETIOLOGIE.

Les causes des fractures sont de deux ordres différents, di-
rectes ou indirectes : les premières l'emportent de beaucoup
sur les secondes.

Une chute sur le moignon de l'épaule, un coup appliqué sur
la partie supérieure du bras sont les données étiologiques les
plus fréqnentes. Il est plus rare de rencontrer des fractures
produites par une chute sur le poignet ou le coude. On cite
encore quelques cas survenus à la suite d'une contraction musculaire trop violente ; mais presque toujours dans ces cas, il y
avait une raréfaction primitive de l'os sous l'influence d'une
diathèse comme la syphilis, la tuberculose, la scrofule.

Leur fréquence relative serait aussi considérable que celle
des fractures du col du fémur, d'après les relevés statistiques
de Malgaigne. Toutefois, nous reconnaissons, avec Follin, avoir
rencontré ces dernières plus souvent dans le cours de nos

études. Si nous ajoutons que les fractures de l'extremité supérieure de l'humérus se présentent surtout chez les vieillards,
qu'elles sont moins fréquentes chez l'adulte que chez l'adoles-
cent, nous aurons donné tout ce qui est connu au point de vue
étiologique. Cette prédisposition qu'ont les vieillards à se frac-
turer le col de l'humérus est une notion utile à retenir, car elle
peut servir dans les cas douteux pour faire le diagnostic différentiel d'une fracture et d'une luxation.

Nous n'insisterons pas d'avantage sur ce chapitre, ces renseignements se trouvant réunis dans tous les livres classiques.

MÉCANISME.

Arrivons au mécanisme de ces fractures.

Ce dernier point est d'autant plus intéressant qu'il n'est pas
encore complètement élucidé, et que les explications fournies
par les auteurs ne sont pas les mêmes selon l'époque que l'on
considère.

Et tout d'abord, quelle est la direction de la fracture ? Tous les
chirurgiens s'accordent à dire que, dans la majorité des cas, le
trait de la fracture est transversal, sans que l'on sache exactement pourquoi. Presque toujours alors on constate un engre-
nage des fragments ; et, quelquefois l'extrémité inférieure
s'enfonce dans l'extrémité supérieure, il y a pénétration, ce qui
s'oppose à tout déplacement. Il est fort probable que la direc-
rection de la cause vulnérante n'est pas sans action sur le plus
ou moins d'obliquité de la surface fracturée.

Quand la fracture est oblique, elle se dirige le plus souvent en
bas et en dedans, selon le plan du col anatomique. Dans quelques cas rares, la direction est inverse. Malgaigne cite, néanmoins, une observation ou la fracture paraissait dirigée en
bas et en arrière, mais elle avait en réalité la direction normale;

et cette fausse apparence était due à un mouvement d'adduction et de rotation, en vertu duquel la face interne de l'humérus avait été portée en arrière.

La structure de l'extrémité supérieure de l'humérus joue-t-elle un rôle dans cette direction? C'est possible; mais jusqu'ici les données anatomiques connues ne permettent pas de l'affirmer.

Nous ferons remarquer tout de suite que le sens dans lequel se fait la fracture paraît mettre un obstacle au déplacement. En effet, la fracture est-elle transversale? Les fragments sont le plus souvent engrenés, le périoste n'est pas rompu et le déplacement ne peut se faire. Est-elle, au contraire, oblique en bas et en dedans? Le fragment inférieur tend à aller en dedans, mais, il en est empêché par le plan incliné du fragment supérieur sur lequel il s'appuie. C'est surtout dans ces cas que l'on doit observer le déplacement du fragment inférieur en dehors.

Quelle que soit la direction de la fracture, cherchons à pénétrer le mécanisme du déplacement, à expliquer son absence fréquente.

La clinique démontre, en effet, que dans un très-grand nombre de cas les fragments restent en contact, et, c'est à Malgaigne que revient l'honneur d'avoir mis en lumière ce point de pathologie chirurgicale. « Mais un fait capital, dit-il (1), et que je pense avoir mis hors de doute, c'est que, quelle que soit la forme anatomique de la fracture, dans la très-grande majorité des cas, elle ne présente sur le vivant aucun déplacement appréciable. Les fragments sont maintenus en contact par la résistance du périoste et du tendon du biceps; et, sur plus de vingt fractures de ce genre, je n'ai vu que deux exemples de déplacement sensible et reconnaissable. »

(1) Malgaigne. *Traité des fractures*, 1847, p. 515.

L'observation n° 1 est en faveur de ces paroles :

Observation I.—Le 3 janvier 1876, est entré à l'hôpital de la Charité, dans le service de M. Gosselin, le nommé J.-B. Larré, âgé de 17 ans.

Ce jeune homme, absolument scrofuleux, portait au cou des marques indélébiles et nombreuses d'adénite suppurée. Une blépharite ciliaire des deux yeux avait occasionné la perte de la plus grande partie des cils; enfin son visage portait encore les traces d'un lupus qui lui avait rongé une partie du nez et de la lèvre supérieure. Une anémie profonde, un système musculaire peu développé, une poitrine très-étroite, une taille très-courte, indiquaient assez l'influence des mauvaises conditions hygiéniques auxquelles il avait été soumis. — Les poumons étaient sains.

La veille, en montant sur un trottoir rendu glissant par la présence de la neige, il fit un faux pas et tomba lourdement sur l'épaule gauche. Aussitôt, il ressent une douleur très-intense. Il réussit à se lever sans trop de peine, et entre le même jour à l'hôpital. Le lendemain, à la visite, on constate les symptômes suivants :

Léger gonflement de l'épaule, et, au niveau du moignon, contusion indiquant le point frappé.

Pas de déformation appréciable, mais perte des fonctions du membre; le malade tient le bras rapproché du tronc sans pouvoir l'éloigner beaucoup et se trouve dans l'impossibilité de mettre le coude au niveau de l'épaule; à plus forte raison ne peut-il porter la main à sa tête.

Tous les mouvements soit spontanés, soit provoqués, sont douloureux; la douleur, presque nulle quand le malade est au repos, augmente surtout par la pression, et le maximum peut facilement être localisé au tiers supérieur de l'humérus, un peu au-dessous de la réunion de l'épiphyse avec la diaphyse.

On n'a pas perçu de mobilité anormale, ce qui d'ailleurs était rendu difficile dans ce cas, vu le voisinage immédiat d'une articulation essentiellement mobile.

La crépitation n'a pas été tout d'abord très-facile à sentir. La main gauche appuyée sur l'épaule du malade, M. Gosselin a pris le coude de la main droite, et a imprimé au membre des mouvements d'adduction, d'abduction, de circumduction; cette première épreuve a été négative. Plaçant alors sa main gauche dans le creux axillaire, la face palmaire engaînant la face interne de l'humérus, M. Gosselin a imprimé des mouvements de rotation en dedans et en dehors, ce qui lui a permis de percevoir très-nettement une crépitation fine, peu nombreuse, mais suffisante pour assurer le diagnostic. En engageant le malade à faire des

Fabre.   2 mouvements volontaires auxquels on résiste, on peut aussi dans ces cas sentir facilement la crépitation.

Il n'y avait aucun déplacement en dedans ni en dehors; pas la moindre saillie dans le creux de l'aisselle.

Le malade est laissé avec une écharpe simple et des cataplasmes pendant deux jours, afin d'obtenir la résolution complète du gonflement. Puis M. Gosselin a appliqué lui-même une grande écharpe enveloppant complètement le bras et lui assurant une immobilité absolue. Le malade peut se lever dès les premiers jours et se promener dans la salle.

7 janvier. La douleur empêche le sommeil pendant la nuit, mais elle disparaît au bout de trois ou quatre jours, quoique les moindres mouvements soient encore très-sensibles. Appétit très-bon ; pas de fièvre.

Le 10. Le malade se lève. Pas de complications.

Le 30. L'appareil est enlevé; le cal est achevé. Les mouvements sont possibles; peu douloureux; le membre est un peu amaigri. Le deltoïde paraît particulièrement atrophié; aussi, malgré la consolidation de la fracture, le malade ne peut lever le coude plus haut que la tête, l'arthrite concomitante qui accompagne encore ces fractures limitant le mouvement.

On remet une simple écharpe de Mayor; on fait exécuter au malade des mouvements forcés, afin de rendre à l'articulation toute sa mobilté.

15 février. Le malade sort complètement guéri, sans déformation aucune, conservant encore quelques raideurs dans l'articulation.

Nous avons vu que la direction du trait de la fracture est un nouvel obstacle au déplacement.

Dans le cas contraire, quels sont les nouveaux rapports entre le fragment supérieur et l'inférieur? Nous ne considérons pas ici les cas assez fréquents dans lesquels les deux extrémités osseuses ne s'abandonnent qu'incomplètement; c'est un simple déplacement par épaisseur, pouvant être plus ou moins angulaire, et dont le mécanisme est très-simple. Il n'en est pas de même quand les fragments sont complètement séparés.

Le fragment supérieur bascule de bas en haut et de dedans en dehors, et ce mouvement lui est imprimé par les muscles qui s'insèrent à la grosse tubérosité humérale. D'autres fois, il se dirige directement en avant, ce qui est dû à un mouvement de rotation en dedans imprimé par la cause fracturante. La rareté d'un déplacement en dedans explique pourquoi les signes de compression sont plus rares dans les fractures que dans les luxations.

Il n'est pas aussi facile d'expliquer les différentes positions que prend le fragment inférieur. Tous les auteurs qui ont écrit avant Malgaigne, décrivent comme constant le déplacement en dedans, ce qu'ils expliquaient par l'action réunie du grand pectoral, du grand dorsal et du grand rond. Malgaigne, à l'aide d'observations nombreuses, a démontré que ce déplacement était le plus rare. Bien plus souvent le fragment inférieur est porté en dehors et un peu en avant. Dans un cas remarquable, observé par Gély (1), où la cause vulnérante était considérable, le fragment inférieur, taillé en bec de flûte, s'était engagé sous les chairs, avait traversé le deltoïde et était venu perforer la peau, comme cela se voit souvent pour les fractures du tibia. Dans ce cas, le fragment inférieur avait subi un mouvement de rotation en dedans en même temps qu'il avait été porté en avant. Ce déplacement en dehors ne pourrait-il pas s'expliquer en partie par l'action du deltoïde qui entraînerait le fragment inférieur en haut et en dehors?

Lorsque le déplacement est considérable, nous trouvons le plus souvent des lésions graves. Nous avons pu lire dans Malgaigne une observation fort remarquable dans laquelle le fragment supérieur était dans une position qui répond à la plus grande élévation du bras, tandis que l'inférieur se trouvait dans une position qui répond au plus grand abaissement. Mais, il y avait une déchirure du périoste, et le tendon de la longue portion du biceps était sorti de sa gaîne. Nous rapprocherons de cette observation un cas de déplacement observé dans le service

(1) Malgaigne.

de M. Guyon à l'hôpital Necker. C'était chez un maçon qui, dans un moment de repos, fumait sa pipe, le bras horizontalement appuyé sur le barreau d'une échelle. Dans cette position, un moellon vint à tomber sur le bras et détermina une fracture du col chirurgical : le fragment inférieur fut porté bien avant sous l'aisselle. Mais ici encore, le périoste avait été déchiré, et la résistance des tendons vaincue par la cause vulnérante, grâce à la position primitive du membre.

La rareté du déplacement en dedans du fragment inférieur n'en est pas moins un fait important à retenir, car il facilite beaucoup le diagnostic des luxations de l'épaule ; un des principaux signes des luxations en dedans consiste, en effet, dans l'existence sur la paroi postérieure de l'aisselle, d'une saillie qui est la tête humérale elle-même. Si donc, dans un cas douteux, on trouve une saillie arrondie dans l'aisselle, on a grande chance d'avoir affaire à une luxation, les fractures donnant beaucoup plus rarement lieu à ce symptôme.

SYMPTOMATOLOGIE.

Quel est le cortége symptomatique qui accompagne les fractures du tiers supérieur de l'humérus? Il se tire de plusieurs ordres de signes que l'on a l'habitude de ranger sous trois catégories :

1° Signes commémoratifs ;

2° Signes rationnels ;

3° Signes physiques.

1° Il est toujours prudent de s'enquérir tout d'abord de la cause vulnérante, de l'endroit frappé et de l'obliquité plus ou moins considérable avec laquelle le choc a eu lieu, ce qui explique souvent la direction qu'a prise le trait de la fracture. Quelquefois un craquement a pu être entendu par le malade ou par les assistants. Ce dernier renseignement n'a que peu de valeur cependant, puisqu'il se rencontre dans les cas où le diagnostic est très-facile. De plus, la sortie de la tête humérale hors de sa cavité peut aussi produire ces craquements.

2° Les signes rationnels fournissent déjà de plus amples renseignements. Nous ne ferons que citer la contusion des téguments, le gonflement des parties molles qui mettent plutôt obstacle au diagnostic en empêchant de sentir la mobilité et la crépitation. Une chute quelconque sur le moignon de l'épaule peut d'ailleurs les produire sans qu'il y ait de lésion bien profonde.

L'impuissance du membre fournit des renseignements préférables. Le malade se présente le plus souvent aux yeux du chirurgien, l'épaule abaissée, le bras pendant, appliqué contre le thorax, et le coude de ce côté soutenu par la main du membre resté sain. Vient-on à ordonner au patient de lever le bras au-dessus de la tête? Sa première réponse est que cela lui est impossible, et si, sur les instances du médecin, il essaie de faire le mouvement indiqué, c'est à peine s'il parvient à éloigner le bras du tronc, surtout quand la douleur est intense.

Malheureusement, ce symptôme qui indique déjà une lésion grave mettant obstacle aux fonctions régulières du membre, n'appartient pas en propre aux fractures de l'humérus; on le rencontre aussi dans les luxations de l'épaule et dans les fractures de la clavicule. Et même, dans les cas où le périoste n'est pas rompu, ce symptôme peut manquer : quelques malades ont pu se servir de leur bras, de même que l'on voit des enfants marcher pendant quelques heures avec une fracture du tibia.

Nous appellerons surtout l'attention sur l'ecchymose et la douleur.

Le siége et l'étendue de l'ecchymose sont variables, mais celle-ci est constante. Cependant, dans l'observation n° I il n'y a pas eu d'ecchymose. Malgaigne a remarqué qu'elle dure quelquefois plus de temps qu'il n'en faut pour que la fracture soit consolidée, de sorte que le malade est plus tôt guéri de sa fracture que de son ecchymose.

La douleur est aussi un excellent signe. De moyenne intensité, diminuant par le repos absolu (bras en écharpe, avant-bras demi-fléchi), elle augmente par le mouvement et la pression. Celle-ci permet surtout de constater son siége précis en limitant le point douloureux qui correspond presque toujours au niveau de la fracture. On sait, en effet, que ce qui est ici important, ce n'est point la douleur en elle-même, mais la délimitation exacte de cette douleur.

Beaucoup plus rarement que dans la luxation de l'épaule en dedans, on trouve des signes de compression, et si, on y observe des fourmillements, de l'œdème du membre, ces signes coexistent presque toujours avec un déplacement en dedans.

3° Aucun de ces symptômes ne peut à lui seul indiquer une fracture; c'est surtout par l'examen des signes physiques que l'on arrive à établir le diagnostic. Nous allons successivement passer en revue la déformation du membre, la mobilité et la crépitation.

En considérant attentivement le membre malade, on peut voir souvent un certain aplatissement de la région deltoïdienne, moindre cependant que dans la luxation ; mais, au-dessus du méplat on constate toujours la présence de la tête dans la cavité glénoïde.

En réalisant les descriptions classiques, nous y voyons signalée comme un symptôme important, une saillie dans le creux de l'aisselle, et il semble en lisant ces récits, que ce signe doive être constamment observé, car les auteurs cherchent à le différencier de la saillie produite par les luxations de l'épaule.

Nous trouvons, en effet, dans Nélaton au chapitre du diagnostic : (1)

« Dans la luxation, la tumeur que l'on trouve dans l'aisselle est arrondie, lisse, volumineuse, située très-haut dans le creux de l'aisselle ; dans la fracture, elle est plus irrégulière, moins volumineuse, située plus bas dans la paroi externe de l'aisselle. »

Follin insiste sur « l'inégalité de la tumeur qui occupe l'aisselle, » en parlant des fractures, et il y revient en traitant du diagnostic de la luxation sous-coracoïdienne avec la fracture du col chirurgical. « Sur la paroi externe du creux axillaire, dit-il, on trouve une tumeur irrégulière, peu volumineuse, et non lisse et arrondie comme la tête humérale. » (2)

M. le professeur Gosselin, dans une de ses cliniques faites cette année à l'hôpital de la Charité, a parfaitement fait ressortir ce fait : qu'il existe très-rarement une saillie dans le creux de l'aisselle, dans les fractures de l'extrémité supérieure de l'humérus. Il n'en a rencontré que quelques cas dans le cours de sa longue pratique chirurgicale. Si le plus grand nombre des auteurs la signalent, dit-il, c'est qu'ils se sont copiés les uns les autres, en s'abritant sous les grands noms de J.-L. Petit, de Boyer ; chacun d'eux, se fiant à la science et à la bonne foi de son prédécesseur, avait oublié de vérifier le fait, ou du moins n'avait pas osé le contredire.

Nous avons montré plus haut quelles sont les causes anatomiques qui empêchent le déplacement de se produire plus souvent, ce qui nous dispensera d'y insister davantage. Nous avons essayé surtout de la bien mettre en lumière, afin de faciliter la tâche au clinicien au lit du malade.

---

(1) Nélaton. *Eléments de pathologie chirurgicale*, t. II, p. 311.
(2) Follin. *Traité de pathologie externe*, t. III, p. 264.

Obs. II.—Le 14 janvier 1876, une jeune fille de 17 ans, assez robuste, est entrée à l'hôpital Lariboisière, service de M. Tillaux.

La veille, en allant faire une course, elle fait un faux pas et tombe sur le côté gauche. Dans la chute, l'épaule a porté à faux sur une de ces plaques en fonte qui servent à l'irrigation. La jeune fille se relève; mais elle éprouve de vives douleurs à la partie supérieure du bras, à peu de distance de l'articulation.

A son entrée à l'hôpital, on constate les signes suivants :

Le bras a son aspect normal; mais l'épaule, du côté malade, est un peu plus abaissée que l'autre ; on voit à la partie supérieure et interne du bras une légère ecchymose. La malade ne peut lever le coude au niveau de la tête; tous les mouvements sont douloureux.

Au niveau de l'ecchymose, on rencontre un point plus particulièrement douloureux, et il est facile de reconnaître la crépitation qui est manifeste : on diagnostique une fracture de l'extrémité supérieure de l'humérus. Il y avait absence de tout déplacement.

On place une simple écharpe de Mayor, et la malade, après être restée quelques jours au lit, a pu marcher et se promener dans la salle.

Un mois et demi après l'accident, elle est sortie complètement guérie, sans autre complication qu'un peu de raideur articulaire.

Obs. III.—David (Stéphanie), 44 ans, lingère, entrée le 10 février 1876, à l'hôpital Lariboisière, service de M. Tillaux.

Avant-hier 8 février, en descendant l'escalier de sa maison, elle fit un faux pas, glissa et tomba lourdement sur l'épaule gauche. Elle ressentit en même temps une vive douleur, sans remarquer aucun brui anormal, aucun craquement du côté de l'épaule. Malgré sa douleur elle put se relever sans aide; mais le bras devint inutile ; ses fonction étant complètement abolies.

A son entrée à l'hôpital, on constate les symptômes suivants :

L'épaule arrondie, déformée, est le siége d'un gonflement considérable. Cependant, on ne trouvait pas les déformations caractéristiques de la luxation de l'épaule; d'ailleurs, il n'y avait aucune saillie anormale, soit dans l'aisselle, soit sous la clavicule. Le doigt promené sur ce levier osseux ne sent rien d'anormal, ni saillie, ni dépression : la fracture de la clavicule était ainsi éliminée.

Les mouvements imprimés au coude sont transmis à la partie supérieure de l'humérus; il n'existe donc pas de fracture du corps. Mais ces mouvements sont très-douloureux; de plus, la pression exercée tout près du col anatomique, détermine une douleur nettement localisée et très-intense. Enfin, M. Tillaux, en faisant des mouvements de rotation, a pu sentir une crépitation fine qui ne laissait aucun doute sur l'existence d'une fracture du tiers supérieur de l'humérus, très-rapprochée du col anatomique. Il est à remarquer qu'il n'y a eu dans ce cas aucun déplacement, ni en dedans ni en avant.

Le bras est tenu dans une écharpe de Mayor, les bandages contentifs étant ici inutiles, à cause de l'absence de déplacement.

1er mars. La malade peut déjà faire faire des mouvements assez considérables à son bras sans que la douleur soit trop vive, mais elle ne peut encore porter le coude à la hauteur de la tête.

Le 15. On enlève l'écharpe de Mayor. La malade retourne chez elle à peu près complètement guérie.

Nous arrivons aux seuls signes pathognomoniques de la fracture : la mobilité et la crépitation ; et ici encore, eu égard au voisinage de l'articulation, ils perdent un peu de leur importance. Il faudra donc redoubler de soin dans leur recherche.

Pour produire la crépitation, M. Gosselin conseille de saisir d'une main le coude fléchi à angle droit et d'imprimer à l'humérus des mouvements de rotation autour de son axe, tandis que l'autre main est appliquée sur le moignon de l'épaule, ou engagée dans le creux axillaire. Si cette manœuvre ne réussit pas, on imprime au bras des mouvements antéro-postérieurs d'adduction, d'abduction, de circumduction. Si ce moyen échoue encore, on peut réussir en engageant le malade à élever de lui-même le bras jusqu'à l'horizontale, tandis qu'avec une main appliquée sur le coude on empêche le membre d'obéir à la volonté du blessé et de s'écarter du tronc. Les muscles insérés au trochiter se contractent alors pour produire ce mouvement, et impriment au fragment supérieur une impulsion qui, n'étant pas partagée par le fragment inférieur, produit la crépitation.

Celle-ci est souvent fine, fugace, ne revenant qu'à intervalles éloignés ; d'autres fois, elle est plus grosse, et c'est surtout dans ce dernier cas qu'elle peut être confondue avec des craquements articulaires ou avec les frottements produits par la tête humérale contre les surfaces osseuses dans le cas de luxation. Il est difficile de donner par écrit les caractères qui correspondent exactement à chacune de ces variétés de craquements, et c'est surtout par l'habitude qu'on arrivera à faire le diagnostic différentiel de ces différents bruits.

Il est évident que les manœuvres précédentes permettront de constater la mobilité anormale, quand les fragments seront assez éloignés l'un de l'autre. Dans l'observation de la salle Sainte-Vierge, il n'y avait pas de mobilité anormale, ce qui est très-fréquent, les fragments étant très-souvent engrenés et retenus par le périoste. Lorsque la fracture siége assez haut pour que l'on ne puisse que difficilement saisir le fragment supérieur, la mobilité, si elle ne s'accompagne pas d'une crépitation caractéristique, perd de son importance, le mouvement que l'on croit exister entre les deux fragments se passant dans l'articulation de l'épaule.

DIAGNOSTIC.

En jetant un coup d'œil sur l'étude que nous venons de faire, on s'aperçoit que le diagnostic de la fracture n'est pas toujours facile. Un grand nombre de signes sont communs à la simple contusion, à la luxation de l'épaule, au décollement épiphysaire. Mais, chacune de ces affections possède aussi des signes propres, une marche spéciale qui permettent d'en faire le diagnostic.

La simple contusion sera facilement reconnue ; presque toujours le blessé peut se servir de son membre, la douleur est moindre, il n'y a ni mobilité, ni crépitation. L'ecchymose peut aussi se montrer dans ces cas ; mais elle est superficielle, elle se montre dès le premier jour pour disparaître ensuite peu à peu. Dans la fracture, au contraire, l'ecchymose n'apparaît souvent que plusieurs jours après l'accident, l'épanchement sanguin qui la produit se faisant principalement aux dépens des vaisseaux de l'os et du périoste. L'observation démontre cependant, que pendant les premiers jours, si le gonflement est considérable, quand il se fait des épanchements sanguins sous le deltoïde, le diagnostic doit être différé jusqu'à ce que la résolution se fasse.

C'est surtout avec les luxations sous-caracoïdiennes ou intra-caracoïdiennes, que les fractures peuvent être confondues.

Mais, dans la luxation on trouve : un aplatissement de la région deltoïdienne plus considérable que celui de la fracture ; l'absence de la tête dans la cavité articulaire donnant lieu à une dépression immédiatement au-dessous de l'acromion, sa présence au-dessus et au-dessous de l'apophyse caracoïde. La main, placée dans le creux axillaire, perçoit une tumeur lisse, arrondie, qui se continue avec le corps de l'humérus sans ligne précise de démarcation ; le grand pectoral est soulevé, et presque toujours on constate un allongement du membre. Les fourmillements à l'extrémité des doigts et même la paralysie du membre supérieur sont aussi plus fréquents. M. le professeur Richet rapporte un cas de ce genre, dans lequel son malade n'était pas complètement guéri après trois mois de traitement par la galvanisation (1). Enfin, les luxations se présentent surtout chez les adultes, tandis que les fractures sont l'apanage des vieillards et des enfants. Le traitement lui-même peut aider au diagnostic ; on sait, en effet, que la luxation une fois réduite n'a plus de tendance à se reproduire ; c'est le contraire pour la fracture.

Existe-t-il des marques certaines auxquelles on puisse recon-

______

(1) Richet. Traité d'anatomie chirurgicale.

naître une fracture de l'extrémité supérieure de l'humérus, d'un décollement épiphysaire ? M. Gosselin ne le croit pas, la crépitation et la mobilité anormale existant dans les deux cas. Si l'on a affaire à un décollement épiphysaire, la guérison est plus rapide ; d'ailleurs, dans les deux cas, le traitement est le même.

Est-il facile aussi de savoir à quelle variété de fracture on a affaire ? Non. Dans la grande majorité des cas, on ne peut, sur le vivant, diagnostiquer une fracture intra-capsulaire d'une fracture extra-capsulaire. Il est bon, néanmoins, de rechercher les signes que l'on a donnés comme appartenant plus particulièrement aux fractures intra-capsulaires, à cause de leur gravité exceptionnelle. En effet, l'arthrite concomitante, l'ankylose consécutive, quand la mort ne survient pas, l'accompagnent presque toujours. Dans ces cas, outre les signes ordinaires des fractures, on trouve une légère dépression sous l'acromion, un notable élargissement de la tête de l'os, consécutif à la pénétration des fragments et pouvant donner lieu à des saillies soit en avant, soit en arrière ; la crépitation est plus bruyante. L'anatomie pathologique a aussi permis de constater que les tubérosités humérales étaient quelquefois détachées de la tête en même temps que le bord interne de la cavité glénoïde était fracturé (1). Le col de l'omoplate peut être lui-même fracturé. Ces lésions facilitent la production des luxations qui coexistent avec la fracture et compliquent le diagnostic ; on comprend la gravité de pareils désordres.

Nous ne ferons que rappeler ces observations si curieuses dans lesquelles le col anatomique de l'humérus avait été fracturé dans son entier, en même temps que la tête humérale, ainsi rendue libre, s'était retournée dans la cavité glénoïde, de telle sorte que la surface articulaire reposait sur l'extrémité su-

(1) Malgaigne. *Atlas des fractures*, pl. V.

périeure du fragment inférieur. Enfin, nous terminerons là ce chapitre, laissant de côté les fractures avec complication de plaie, dont nous n'avons pas à nous occuper ici.

PRONOSTIC.

Les fractures du membre supérieur sont toujours moins graves que celles du membre inférieur, parce qu'elles ne forcent pas le blessé à rester au lit pendant des mois entiers. Le malade pouvant faire un exercice régulier ne perd pas l'appétit, conserve ses forces, et peut ainsi fournir plus facilement les matériaux de réparation nécessaires à la formation du cal.

Les fractures de l'extrémité supérieure de l'humérus rentrent dans cette catégorie quand elles ne dépassent pas en hauteur le col chirurgical, ce qui est le cas le plus fréquent. Lorsque la fracture est intra-capsulaire, l'arthrite qui en est la conséquence presque fatale, amène à sa suite un appareil fébrile toujours intense qui condamne le malade à un repos absolu.

Le pronostic est donc variable suivant des circonstances très-diverses sur lesquelles nous ne pouvons pas nous étendre ici, et qui sont sous la dépendance de l'âge, du siége de la fracture, des complications qui en aggravent la marche.

TRAITEMENT.

Quel traitement doit-on opposer à ces fractures ? Quelle méthode doit-on adopter ?

Considérons d'abord le cas le plus simple et le plus fréquent, celui dans lequel il n'y a pas de déplacement.

Tout appareil de contention doit répondre aux indications suivantes :

1º Maintenir les deux fragments dans une immobilité absolue ;

2º S'appliquer à tous les cas ;

3º Permettre au malade de faire tous les jours un exercice régulier dès que les symptômes inflammatoires seront passés ;

4º Etre peu coûteux et à la portée de tout le monde.

De nombreuses modifications ont été apportées au traitement de ces fractures suivant les idées que l'on avait sur leur mécanisme. Nous ne ferons que rappeler quelques procédés employés avant Malgaigne, procédés souvent très-différents les uns des autres, mais qui tous tendaient à un but commun : ramener le fragment inférieur dans sa position normale.

Duverney tenait le bras élevé à angle droit ; pour cela, le malade étant couché sur le dos, la position du bras était assurée par des coussins afin de rendre cette position moins fatigante. Moscati tenait aussi le blessé au lit, mais le bras seulement un peu écarté du tronc ; Ledran, changeant de méthode, fixait le bras parallèlement au tronc, en interposant entre les deux une épaisseur de linge d'un travers de doigt.

Tous ces appareils avaient pour inconvénient de laisser le malade au lit.

Plus tard, Desault, réussissant la méthode de Moscati et de Ledran, imagina un coussin conique à base inférieure placée au niveau du coude ; le bras se trouvait ainsi dans une position telle que sa partie inférieure était plus éloignée du tronc que la supérieure. Boyer, voulant à tout prix prévenir le déplacement, renversa le coussin et plaça la base dans le creux de l'aisselle pour écarter du tronc l'extrémité supérieure ; Richerand exagéra cette position en portant le coude en avant et en dedans, et la main sur l'épaule saine.

Enfin, Malgaigne vint et fit tomber en désuétude ces appareils compliqués en démontrant que le déplacement en dedans n'existe pas le plus souvent, et qu'au contraire les deux fragments font un angle obtus ouvert en dedans. Aussi a-t-on pris l'habitude de laisser le bras près du tronc, ces deux parties étant séparées par une couche de ouate qui leur sert de moyen de protection ; l'avant-bras est maintenu dans une écharpe.

M. le professeur Gosselin se sert d'une grande écharpe qui nous a paru réaliser l'appareil le plus commode et en même temps le plus conforme aux indications que nous avons ci-dessus énoncées. Il l'applique de la manière suivante :

Il prend une grande écharpe quadrilatère qu'il replie de façon à former un triangle composé de deux feuillets entre lesquels est placé le bras à la base du triangle. Le bras est rapproché du tronc, l'avant-bras, dans la demi-flexion, est appuyé sur la poitrine : prenant alors l'angle supérieur du feuillet antérieur il le porte, en passant en avant du bras, sur l'épaule du côté malade pour le fixer en arrière ; l'angle supérieur du feuillet postérieur est ensuite dirigé sous l'aisselle du côté sain, puis en arrière, remonte obliquement de bas en haut vers l'épaule malade, et est ramené en avant vers la région claviculaire où on le fixe avec de fortes épingles. Les deux angles latéraux, portés en arrière en forme de ceinture, sont reliés au reste de l'appareil au moyen d'une compresse longuette glissée en anse sous la ceinture et ramenée aux extrémités supérieures de l'écharpe. Cela fait, pour éviter les godets et rendre l'appareil plus solide, M. Gosselin fait mettre des coutures aux points ou les bords et les chefs de l'écharpe viennent croiser le plein.

Dans les cas où il existerait un déplacement, soit en dedans, soit en dehors, il faudrait réduire immédiatement ; mais, il ne faut jamais placer un appareil contentif avant que la période d'inflammation ne soit passée. On s'exposerait à voir survenir l'œdème du membre et quelquefois même la gangrène.

Enfin, nous répétons, en terminant, que l'on devra, dans tous les cas, permettre aux malades de se lever le plus tôt possible. L'appareil est généralement enlevé au bout de trente à trente-cinq jours : pendant tout ce temps, il faudra faire exécuter des mouvements à l'articulation du coude, du poignet et des doigts, pour éviter la roideur consécutive à une immobilité prolongée.

CONCLUSION.

Contrairement à ce qu'ont écrit le plus grand nombre des auteurs, il existe très-rarement une saillie dans le creux de l'aisselle dans les fractures de l'extrémité supérieure de l'humérus.

(Leçon clinique de M. le professeur Gosselin, faite à la Charité, en janvier 1876).

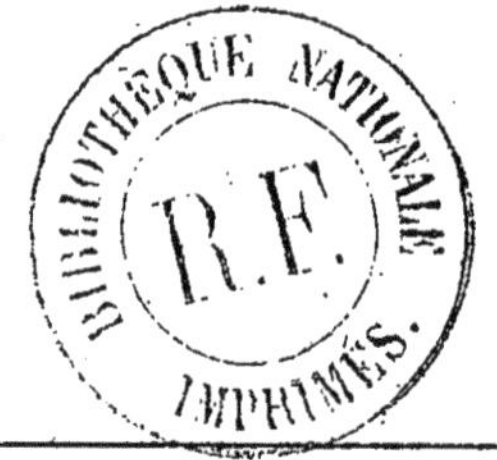

Paris.—Typ. A. Parent, imprimeur de la Faculté de Médecine, rue M.-le-Prince, 29-31.

www.ingramcontent.com/pod-product-compliance
Ingram Content Group UK Ltd.
Pitfield, Milton Keynes, MK11 3LW, UK
UKHW020126080726
13614UKWH00005B/2067